速成手册系列

First Step Out of Depression

如何克服
抑郁困扰

Sue Atkinson

苏·阿特金森 著

孙旭春 译

华东师范大学出版社

编者的话

现代生活的八大病症：焦虑、失眠、抑郁、肥胖、赌博、酗酒、烟瘾、以及婚姻的失败。这种"现代病"有时会困扰你一时，如果不能及时克服的话，甚至会困扰你一生。归纳这些"现代病"的基本征兆如下：

——嫌自己太胖，尝试各种减肥方法都没有效果。

——明知抽烟有害，想戒，但不能坚持，一次次功亏一篑。

——嗜酒如命，想要戒酒，又无力抵挡酒精的诱惑，最终走上酗酒之路，无法自拔。

——沉迷于赌博，屡输屡赌，深陷其中，欲罢不能。

——当失眠成为一种习惯，白天无精打彩，入夜辗转反侧，睡梦成了一种奢求。

——一段失败的婚姻，令你茫然失措，不知道如何直面今后的生活。

——在日常生活工作中，一种无名的焦虑感始终伴随而至，让你身心疲惫，不堪重负。

——无论是成功或挫折，荣耀或压力，都会让你步入抑郁的泥沼，一旦深陷，找不到摆脱痛苦的出路，有一种不可救药之感。

无论你遇到了上述哪种问题，相信它都已经在无形中对你的生活造成了不同程度的消极影响。如果你已下定决心去克服，但又苦于找不到正确且有效的方法，那么这套"速成手册系列"丛书就是专门为你而量身定制的。

本套丛书共包含八本小册子，分别为《如何迈出减肥第一步》、《如何迈出戒烟第一步》、《如何迈出戒酒第一步》、《如何迈出戒赌第一步》、《如何摆脱失眠困扰》、《如何走出分手阴影》、《如何消除焦虑困扰》，以及《如何克服抑郁困扰》。撰写这些小册子的作者均为来自各个相关领域的实干型专家，其中包括专职的心理学家、著名医生等各行业拥有广泛知名度的成功人士，他们中亦不乏有人曾亲身经历上述困境，一度挣扎在无尽的黑暗中，找不到方向，但最终凭借自身的努力和毅力，战胜了"病魔"，重新收获了美好的生活。他们将自己一路走来的体验和经历写入书中，以感同身受的言语，为深受同样问题困扰的读者提供兼具专业性与实用性的指导意见，相信作为读者的你在阅读这本小册子的时候，不仅可以看到自己的影子，同时也能从中汲取改变自身现状的信心和勇气。

现在，开始阅读这本小册子吧！如果有需要的话，你还可以将它带在身边，随时翻阅。希望有一天，当你合上它的时候，你会发现自己的生活已经重新回到了健康、积极的轨道上。到那时，我们编译这套丛书的初衷也就实现了！

谨以此书献给大卫,乔纳森和瑞秋。

你们给了我无以言表的快乐。

谢谢你们!

为什么选择阅读本书？

也许你已经拿起了这本书，寻思着它是否会给你提供一些帮助，因为就你而言：

- 感到极度难过和困惑。
- 觉得生活失去了控制。
- 感受到了无法忍受的恐惧。

你多方寻求，希望得到帮助，然而，仅仅获得如下答复

- 控制情绪吧。
- 要知足常乐啊。
- 保持冷静，继续生活。

如果真是那么简单的话，那该多好啊！

也许你不愿意承认你需要得到帮助，你可能会想

● 我的家人需要我，我必须坚持下去。

● 如果我坦言自己的感受，就可能会失去工作。

　　也许你正在经历抑郁。是的，你需要帮助。本书将能够帮助你摆脱抑郁，回归原有正常生活。

目　录

致　谢

感谢所有为此书付出努力的人们。有些人已经知道,他们正在帮助我开展这项研究工作;而另外一些人只是通过和我交谈,参加我的(抑郁症)工作坊,以此分享他们的心路历程。所有这些工作都让我对"摆脱抑郁的起始之步"有了更为深刻的理解。

特别感谢我一个(抑郁症)工作坊里的这位年轻人,他和我一样,对有些人消极地看待我们能够摆脱抑郁的方法感到颇不耐烦。他激动地说:"抑郁太糟糕了,让我们远离此地吧。"我将他的这一奇思妙想融入了本书之中。

还要感谢我在诺福克郡慕巴顿市（Mulbarton Norfolk）的朋友们，尤其是利妮·兰伯特和安妮·玛丽·斯图本博德，以及抑郁症支持组织的成员，他们在我完成本书的前期阶段给予了大力帮助。

英国抑郁症慈善联盟的许多人，他们多年来一直支持和鼓励着我，特别是朱迪、保罗·兰哈姆和玛姬·克罗德，他们的友谊对我意义深远。

引　言

　　在某个时期,每四到五人中就有一人受到抑郁的困扰,这比我们所想象的更加普遍。在每个人的家庭和朋友圈里,几乎可以肯定,有些人经历过或仍然在经受着抑郁的煎熬。

　　既然抑郁是如此之常见,人们却对此缄口不谈,这就让人感到有些奇怪了。所以当抑郁袭击我们时,就会产生孤立无援甚至被抛弃和无地自容的感觉。我们绝不需要贴上"精神病人"的标签。

关于抑郁，我们需要了解的事情

● 抑郁会影响到每个人，包括富人，穷人，出类拔萃的体育明星，儿童，政客，医生，社会名流和那些我们认为过得幸福快乐、满足于生活的人。

● 有些人可能更易于患上抑郁症（有时候很显然是因为基因的缘故）。

● 抑郁是一种疾病，正如甲状腺病或糖尿病患者一样，需要进行药物治疗，抑郁症患者同样需要服用抗抑郁类药物，以此来解除它所带来的痛苦。

● 我们体内的化学物质发生了变化，因此需要通过服用药物来给予治疗。

● 没有单一的抑郁诱因，似乎有多种因素在综合起作用而导致抑郁：既有过去生活中发生的事情，也有现在我们对自己的看法。

抑郁的迹象或症状

抑郁症状也许非常轻微，你可能只感觉到有下列症状中的一个或几个迹象。但是,也有可能非常严重,甚至对生命构成威胁。

身体方面的迹象

● 睡眠问题,诸如醒得很早或者比往常更加嗜睡。

● 精疲力竭或者体力不支。

● 紧张不安或者烦躁不宁。

● 饮食改变,要么吃得太多,要么太少,还有可能过度关注自己的体重。

● 在一天中某个时刻,通常是在清晨,感到极为难受。

● 对细微的事情也会泪流满面。

情感迹象

● 感到一阵巨大的、莫名其妙的悲伤和绝望。

● 感到消沉、恐惧、无用、有罪、羞愧,或者迟钝麻木。

● 对曾经喜欢的事情失去兴趣:诸如爬山,做爱,阅读,看电影,等等。现在,所有这一切看起来都是那么沉闷无聊,枯燥乏味,我们没有意愿或者力气去做任何一件事情。

● 即便处于人山人海之中也会感到孤独。

思想迹象

● 对所有事情,集中不了注意力。

● 认为一切都是毫无希望。

● 对自己失去信心。

● 心想:"我恨自己"。

● 期望最坏的事情发生。

● 认为别人都恨我们。

● 有自杀的念头。

假如你有自杀的念头,现在就寻求帮助吧。

● 拨打相关求助电话。

● 去看医生。

● 告诉你信任的人。

　　自杀是解决临时问题的永久办法,是悲剧性的。

一旦抑郁得到缓解,这一临时出现的问题就随之消失。

请牢记：

● 抑郁有结束的时候,我们感觉它好像没完没了,但是,它确实会结束。

● 你会好起来的。

● 但是你需要帮助。

寻求帮助

阅读本书有助于你采取措施,摆脱抑郁,但是你也可能需要做到如下几点：

● 去看医生。他/她能给你一些面对面的帮助,即使等待咨询和治疗的队伍排成长龙一般,这也是值得的。

● 和你的医生商量,你是否需要进行某种药物治疗。这有助于我们弄明白到底是什么使我们感到抑郁。我发现抗抑郁类药物真的非常有效。

● 开始做笔记或者写日记。谈话和写作对我们的康复很重要,为此,我强烈推荐,哪怕乱写几行也会收到意想不到的效果。

常见的误解

有许多关于抑郁的错误观念,以下就是其中之一。随着深入阅读本书,你还会发现更多事例。

假如我去看医生,他说我得了抑郁症,那就意味着我精神上生病了。我的家人会嫌弃我,我再也别想找到工作。

是的,有些人也许会嫌弃我们,但是大多数人不会。雇主也会慢慢明白:患上抑郁症并不意味着一个人失去了工作能力。

我的首次抑郁经历

我的首次严重抑郁发生在 14 岁那年。当然,我那时一点也不知道在我身上发生的是什么事情,我把那些在学校和家里困扰着我的情绪仅仅当作青春期焦虑而已。

然而,与周边的一切格格不入,这样的感受令我伤心欲绝。尤其使我感到恐惧的是,同样的感受在我的一生中多次重现,那是一种难以言喻的痛苦。(而有些人仅仅抑郁过一次。)最终,在和蔼的医生的帮助之下,我弄明白了这些不愉快的情感就是抑郁。

一段历程

那是在我 14 岁的时候,我在学校里读到一个独特的故事,叫《天路历程》。这是 17 世纪英国作家约翰·班扬的作品,他在狱中所著。

我为故事中这位朝圣者的艰苦历程而痴迷,他竭力使自己摆脱"沮丧的深渊"。我在脑海中把它想象成流沙的泥潭,如果我不尽力逃离,就会深陷其中,无力自拔。

朝圣者在他的旅途之中,一直都有各种别有用心之人和艰难险境阻碍着他的前行。但是,每遭遇一次挫折,他都鼓足勇气,振作起来,努力向前。

这也是我多年抑郁经历的写照。学会采取措施，逐渐地摆脱抑郁成为可能之事。但是在我十多岁的时候，我浑然不知有些什么措施可以让我摆脱抑郁。经受了无数次的抑郁煎熬之后，我已经能够找到一些方法，帮助我走出绝望深渊，并迈向更加舒适自在的境地。

拿出主见

我发现，当我抑郁的时候，连中餐吃哪种三明治这样简单的决定都做不了！虽然做出这些日常选择很困难，但是还有一些更为深刻的、改变生活的问题需要我们细心考虑。

因此，在本书中，我把这些问题设想为在消极道路和积极道路之间我们必须作出选择的问题。消极道路如：听任自己不断去想那些已经发生了的糟糕之事；更加积极的道路如：不再去想那些糟糕的事，而是去做些美好的、有创造性的事情。

摆脱抑郁的起始之步

有许多不同的方式来描述抑郁:

- 黑暗的深沟

- 处于钟形玻璃罩之中

- 置身于陡峭而无任何攀附的悬崖脚下

在你极其难受的心中,不论抑郁呈现出何种画面,你也许会完全认同有关抑郁的看法:

- 痛苦而孤独

- 糟糕得想避而远之

- 是我们生活中所遇到的最糟糕的事情

我们肯定不愿意呆在这样一个糟糕的地方,所以,让我们一次迈出一小步,远离此地吧。

1
赖床不起 vs 抓住此刻

经历过抑郁的大多数人,其表现之一就是他们情愿躺在床上,或者以某种方式逃避生活的压力,而根本没有做任何事情的动力。

● "有什么必要起床啊？今天跟昨天一样,又是糟糕的一天。"

● "我不能面对这个世界。"

● "我对一切都不抱希望,所以没有我的存在,别人会过得更好。"

　　我们必须弄清楚的是,有些时候抑郁的人需要呆在床上,他们有一种要休息的真正需求,有时一连好几天。但是,一旦这段时间过去,继续逃避现实会适得其反。

　　当我们必须停止休息而起床时,有何感受呢? 答案是:难于上青天。

听听人们怎么说……

　　我整天都在看电视。这是我所做的唯一的事情。

——亚瑟,69 岁,退休工程师

我琢磨是否能起床?

　　在我们摆脱抑郁的这一艰难过程中,一个最为关键的窍门是:当我们脑海中闪过一个积极的念头时,立刻行动起来。

　　所以,当你躺在床上想着:"嗯,我想我要去打开收音机了。"那么,你就马上去打开吧。如果你抓不住那一刻,它就会溜走,你会在床上再躺上一个小时,或者躺上一整天。就像为了赶上火车而设一个闹钟一样,假如时间到了你把闹铃关掉,说:"我需要再休息几分钟。"这样,你就有可能睡着而错过火车。

我成功做到了

起床后至少要做一件事情,即便是把猫放出去,其结果也能够给我们增加一丝行动感。这个时候,我们应该替自己庆贺。确实,那样做也许看起来很愚蠢,但有句名言说得好:"一事成,事事成"。

现在,当我在早上赖在床上不想做任何事情的时候,我特意告诉自己:行动起来吧,看我做得有多么好啊!提醒自己把某件事情做好,确实使我感到非常惬意。

我必须坚持下去

对于那些家里有孩子的人来说,他们必须照顾孩子,

除此之外别无选择。需要注意的是,这样做至少有两个方面的重要影响:

- 这是极为耗费精力的事情,会产生长期的不良作用。
- 它向我们表明,采取必要的行动,坚持下去,我们就可以战胜自己的负面情绪。我们能够抓住此刻。

假如这种情况适用于你(家里有孩子需要照顾),那么,只要有时间休息,你就要尽量休息,也可以寻求别人的帮助。有时候还可以和别的家长合作,轮流照看彼此的孩子。

无精打采

这种可怕的无精打采会把我们困在那个沮丧的深渊,一连好几个星期,甚至好几个月。亚瑟,整天看着电视,问我:"怎样设法让自己把电视机关掉呢?"

要消除抑郁带来的无精打采,唯一的方法就是付之于行动。把电视机关掉,迫使自己这样做!

了解我们无精打采的原因

　　我们完全缺乏做任何事情的动力,似乎有两个主要的原因:

● 因为我们体内的化学物质发生了变化,传递到大脑的良性信息比以前减少,这就使得我们产生疲倦之感。是否是首先发生这些化学物质的变化,然后我们患上抑郁症,还是我们先患上抑郁症,再致使体内的化学物质发生变化? 这一点不得而知。但是,结果是一样的,我们疲乏无力。仅仅心里想着开始新的一天,却很有可能躺在沙发上胡乱吃点东西,使本已糟糕的情况变得更为糟糕。

● 令人惊讶的是,我们的所思所想也会令自己感觉疲乏无力。实话实说,的确是这样! 消极的思维可以使我们倍感消极。

听听人们怎么说……

　　不要成为孤立者,因为事实已经表明,离群索居会增加失败感,降低抵御压力的能力。它也会降低免疫系统功能,从而使我们容易受到病毒和细菌的感染。

——一位国民保健制度(英国免费

医疗制度)所属医院医生

消极思想

　　当我们身患抑郁的时候,很容易给自己提供过多的负面反馈,其结果是把自己沉陷在这样一个泥潭之中,从而不能继续前行。

　　我们常说诸如此类的话:

- "我的生活一团糟,永远也不会有任何改观。"
- "我做的一切都是一个灾难。"
- "我恨自己的一切。"

假如我们这样想的话,不足为怪,因为我们情绪低沉,焦躁不安。(参见第六章,这章详细讨论了消极思想。)

毫不在乎我是懒惰邋遢之人

即使是轻微抑郁,也会不可避免地给我们带来这样一种感觉:一切都太难应付了。我们开始寻找更加容易的方式,例如,用吃快餐来代替亲手做一顿健康的饭菜。甚至觉得照顾自己的身体和梳理头发这样的事情都变得极为艰难。

饮食糟糕、疏于锻炼和心情不悦,使我们开始出现不适之感。这种不适之感来自于吃的那些阻塞血管的反式脂肪、人造食物色素和甜味剂,这些东西对我们的身体是极为有害的。

听听人们怎么说……

我站在厨房吃着我能找到的东西,叫人送来比萨,现在已经增重了 30 多公斤……不在乎我的肥胖，我也不在乎医生说的话，他说我在朝心脏病方向发展。我太抑郁了，什么都做不了。

——加里

有何意义？

我们问自己："健康有何意义？我不在乎健康不健康。"这是抑郁症患者的正常反应。

但是，为了摆脱抑郁的折磨，从而使我们过得更好，这是一个漫长的过程，而且这一过程是极为复杂的。所以，确定几个比较容易的步骤不失为一个较好的主意。

比较容易的步骤

对于如何轻而易举地摆脱抑郁，使自己感觉更好，没有更多的办法。但是，决定做出健康的选择，则是比较容易的起始步骤之一。

我们没有必要做出急剧的转变。细微的小事可以积少成多,使我们的感觉更为良好。

- 减少摄入外卖食品中的不健康油脂,自己在家做简单方便的饭菜,例如,做番茄酱烘豆,或者煮鸡蛋。

- 多吃水果和蔬菜是增进食欲的一个非常容易的方法,另外,购买优质的面包和灌装鱼类,不吃油腻的煎鱼和薯条。

- 减少盐、肉类和奶酪中动物脂肪的摄入量,有助于降低患高血压的风险(抑郁会使人紧张焦虑,提高血压,血压高又会导致中风)。

轻微的锻炼

当我们身患抑郁、处境艰难的时候,下楼梯这样的活动也许是我们在白天得到的唯一锻炼了。但是当我们的病情开始好转时,稍微四处多走动一会儿,这也将有助于我们真正感受到自己已经走在摆脱抑郁的征途之上。

没有去看医生之前，不要去跑步或者做耗费力气的运动，尤其是你过于肥胖的话，更不要这样做。

步履轻盈地散步就已经很好了。这样可以燃烧脂肪，毫不费力，自由自在，还能使那些"快乐荷尔蒙"（学名内啡肽，一种体内生成的化学物质，能够止痛并使人更快乐）遍及全身。先走 10 分钟，逐渐增加到 30 分钟。假如你能坚持每周 3 次，你就会感觉越来越好。

听听人们怎么说……

我不敢相信，每天出去轻快地散步会对我的改变如此之大。我原来认为，即便慢慢地行走也会觉得太累！但奇怪的是，散步之后我几乎感觉不到疲劳，浑身是劲，我的心情也好多了。谢天谢地！

——本

关于抑郁，我们需要了解的事情

　　健康饮食能够提振我们的心情，而且，通过做些我们喜欢做的事情来奖赏自己，这明显能够增强我们的免疫系统功能，让那些快乐荷尔蒙来振奋我们的精神。

让我们远离此地吧

　　1. "抓住此刻"是我们摆脱抑郁的起始之步中最为关键的方面之一。攫住那个积极的想法，马上行动起来！行动越多，你就越能够得到更好的心理暗示。

　　2. 不要因为你自己认为没有做得足够好而太过自责。假如你对自己要求过分，可能又会重新躺回床上，觉得做一个懒惰邋遢之人也许更好一些。

　　3. 放声大笑比锻炼更加容易，而且和快乐荷尔蒙一样，能帮助我们提升心情。我在情绪低落时，最喜欢让自己大笑起来的方法有这些：阅读比尔·布莱森的书，欣赏网站上喵星人做的超凡事情的视频片段,收看带有弄得一团糟的家庭生日晚会的愚蠢电视节目。大笑之后,我确实感觉心情格外愉快。

4. 心理学家说,即使是微笑也有助于降低压力荷尔蒙的分泌。所以,现在你就对遇到的每一个人微笑吧。

5. 倘若屋外大雨倾盆,散步不是一个好主意,那你就放点音乐,舞动起来吧。没有人在看你跳舞,你可以尽情发泄,假装自己置身于史上最好的摇滚音乐会,大喊,尖叫,释放一切。

6. 播放一些曲目,像柴可夫斯基的 1812 序曲,把自己想象成鼓手,或者正在负责数门大炮的发射!心理学家说,假如你玩得开心,像孩子一样快乐,它会使低落的情绪"高涨起来"。

建立自尊

1. 作出健康的选择是我们为了获取美好事物的开端。

2. 几乎可以肯定,在你抑郁的背后潜伏着自卑。当你阅读此书时,尽量有意识地注意你是怎样责备自己的,在每章的结尾,请关注自尊的要点。

3. 假如你为自己今天所做的事情而庆贺,那么,你就会走出抑郁的泥潭一大步,例如,你阅读了这一章!

√这样很不错

假如你觉得做不了很多事情,那就先走出第一步:温柔地对待自己。太过自责是决不允许的!

2

隐瞒真相 vs 承认事实

由于抑郁而产生的这种从未有过且又难熬的感受，它是如此古怪和令人不适，我们对此回避和躲藏是人之常情。

- 究竟在我身上发生了什么？

- 肯定有人会跟我说，生活就是这样。

- 唯一的办法就是告诉每个人我很好。

- 我必须继续生活下去，不要放弃，每个人都要依靠我。

- 我不明白为什么世界变得如此沉寂。

● 我觉得我和任何人都无法沟通。

因为我们没有成为以往那个精神饱满的自己,有一大堆事情可以去责怪:

● 是因为我的荷尔蒙/甲状腺/流感/花粉病。

● 自从我成为多余的人/父亲去世,我就变了个样。

● 离婚确实对我打击很大/我怀念我死去的宠物狗/我肥胖,40岁了,还是单身。

● 我一直工作了84周,所以我累了。

事实上,以上所有的"借口"都会成为我们抑郁的部分理由。任何重大的生活事件,甚至是我们确实需要的那些,如换房子、生一个小孩、(工资、职务)提升等,都会让我们感觉到失去了某种特殊的东西。这些新的生活事件,尽管我们确实需要,但会引发更多压力,让我们陷入焦虑,而有些人可能认为是"琐碎"的事情,也会令我们心烦意乱,窘迫为难。

听听人们怎么说……

　　15年来,我一直渴望有个小孩。我们接受了各种医疗帮助,最终当他们把这个小婴孩递到我手里的时候,我知道应该高兴才是,但是我却哭了起来。我仍然觉得非常痛苦,很清楚自己是一个糟糕的母亲。每个人都不停地跟我说,为了孩子,要振作起来。我确实设法使自己打起精神,但我还是宁愿躺着死去。

——贾妮思,36岁

承认事实

　　贾妮思向我倾诉完她的苦恼之后,我给她指出了这一点:她对自己是坦诚的。她承认自己痛苦,感觉自己无用,这是一个了不起的开端。

　　事实上,承认事实恰恰是一个伟大的开端,由此,为摆脱抑郁迈出了试探性的几步。

关于抑郁,我们需要了解的事情

以下这些可能是较为常见的情形:

● 不明原因的身体疼痛。

● 感觉世人都在和我作对(疑神疑鬼)。

● 可能在导致强迫性神经官能症的极端事件之中,产生了过度的想法。

● 害怕人多,害怕外出,或者感到大量的事情无法理解。

● 做恶梦,思想古怪,或者产生幻觉,发现我们自己行为怪异。

不,你绝不会精神失常!这是你的身体在叫你倾听,寻求帮助。

听听人们怎么说……

在我30岁之前,我想处于职业的巅峰,所以,没有退路可走,我必须努力向前。

——飞利浦,27岁

否认

当我们情绪沮丧时,跟自己说"我很好"。这是精神健康专家所说的"否认"的一部分。我们坚持说"我很好"越多,我们的双脚就会陷入这个沮丧的泥潭越深。

是的,真相伤人。但是,它也能最终带给我们自由!

常见的误解

假如我把这些事情深埋心底,它们最终就会消失,我就能够应对了。

如果我们压抑自己的情感,它们就会在我们最不希望它们出现的时候爆发出来。所以,最好做出一个长期计划,让我们的情感慢慢释放。理想的做法是,向某个人倾诉。但是,为了顺利熬过这一天,"戴上面具"也未尝不可。

我们需要说"我很好"的时候

诚然,假如有人对我们说:"你好吗?"很有可能,他们并不真正想知道我们真实的感受！那仅仅是某些文化的影响而已。假如我们说："嗯,说句实话,我觉得似乎要自杀似的",人们就会逃得远远的,再也不会接近我们。(对于有些人,当然,那并非坏事!)

为了应对生活,我们有必要"戴上一个面具"来隐藏我们的真实感受,也有必要学会说一些文化上可以接受的中性话,诸如:

- 还好,谢谢!

- 挣扎着坚持。

- 每次一天。

最后一个回答尤其有用,因为它包含着挺过抑郁这一关的真相——每次迈出一小步。但是不要回到否认事实的老路!

听听人们怎么说……

我记得走进医生诊所的那一天,我说今天想看医生。接待员朝我微笑着,告诉我医生现在没空,要我坐下来等待。我坐在那里,翻看着杂志,感到恐惧,但出奇的平静。和医生交谈是非常困难的,我觉得自己很蠢。但是,那天却是我走出了困扰自己好几个月的黑暗深渊的第一步。

——琳达

我是谁?

许多身患抑郁的人说,他们真的不是非常了解自己,在我的早期生活中,也确实如此。(我现在还在努力了解自己!)

如果我们不了解自己,我们就可能不知道抑郁为什么会影响我们。那是极为糟糕的事情。关于我们是谁这个问题,了解得越多,可能听起来越有点令人恐怖。但是必须牢记,我们所处的境遇,即这个沮丧的深渊是如此可怕,哪怕走出几步也不失为好的主意,哪管它有多么痛苦!

关于抑郁，我们需要了解的事情

　　抑郁通常跟遭受某一损失而带来的失落感有关，所以，如果你能找到一个安静的地方，记录下你的一些失落感，你几乎可以肯定地对自己内心生活所发生的事情有所洞察。

● 当你还是孩子时，有没有人使你出洋相而令你觉得自己"没用"？这种对于自尊的伤害需要一生的时间来弥补（这也是为什么每章的结尾部分都会谈到自尊，你也可以改变对你自己的看法）。

● 现在有人剥夺你作为一个正常人的感受吗？

● 最近你有没有失去某一重要的东西？诸如你良好的健康，你的孩子要离家远走高飞，你失去了自己的家庭，或者因为遭受抢劫而损失了特殊的物品，抑或丧失了生儿育女的能力。

● 有没有过了一个重要的生日而使你觉得自己"不中用了"？

失落感卷土重来困扰我们

假如我们在小时候痛失亲人,现在当我们所爱的人去世或者离开我们的时候,这种抛弃感就会被重新唤醒。

我们得不到无条件的爱,这种感受对我们的自尊心带来伤害,会影响我们无条件地去爱他人的能力。从和其他母亲的交谈中可以看出,我作为年轻母亲所拥有的那种恐惧,即我害怕不能充分地去爱自己的孩子,这是十分常见的。

因为我们抑郁,所以会担忧自己是无用的母亲。所有这些消极的想法使我们更加深陷于痛苦的泥潭。

这些是大步伐!

是的,没错,以上所列事情能够改变生活,又能够打击生活,而远离它们的征途则是终生的。但是,假如我们打算摆脱抑郁,使自己振作起来,那么,这就确实意味着我们必须认真对待那些内心失落的爱和依恋。

假如你记录下了你辨认出来的一个失落感，那么就努力正视它——就那样，哪怕只是正视一会儿。（慢慢地，轻轻地经历这一段历程。）

你也许想记录下这样一些想法：

● 我的叔叔对我所做的事情深深地影响我相信别人的能力。

● 我从来感觉不到我属于这个家庭。

● 我恨被人挑逗。

● 我在学校受到别人欺负，那是我童年时期莫大的阴影。

● 当我妻子离开我时，我觉得我的生活停止了。

● 我拼命使自己摆脱单身。

什么使我成之为"我"？

明白"我们是谁"，这比弄清楚我们的失落更有意义。那是一个很好的出发之地。

我发现，写思想日记，能够极大地帮助我弄清楚我的内心世界正在发生什么。一旦我把这些东西记录下来，就更容易去思考：我究竟做了些什么让自己深陷泥潭。

我弄明白了如下几点：

● 我解决不了任何冲突。

● 我把任何轻微的批评当作完全的毁灭，以此证明，假如我死了，世界会成为一个更好的地方。

● 我相信我母亲的话，我是一个毫无希望、没有用处的人，"永远成不了气候"。

虽然我花了多年的时间才从这些事情中恢复过来，但是我明白了在我的头脑中发生了什么，那也帮助我消除了这些非理性的信念和不安全感。

对我们自己多一点了解，将有助于我们采取那些基本的措施，走出抑郁的阴影。

听听人们怎么说……

我百分之百地厌恶我自己。

——阿斯夫

常见的误解

毒品和酒精有助于我熬过这一困难时期。

绝非如此！酒精有时以一种突如其来的方式，使人情绪低落，而毒品则引起精神上的错乱。因为抑郁的现实原本就很艰难，所以不要使它雪上加霜，火上浇油。

我比……更好

有些人为了让我们摆脱抑郁，拿那些更为糟糕的人说事，诸如非洲的饥民之类。是的，就某一方面而言，那确实是真的。但是，这是那些想法中的另一个方面，使我们陷入否认的圈套。当然，生活在饥饿之中是一件可怕的事情。然而，我们经历抑郁的痛苦也是真切的，那是我们自己的痛苦，我们必须应对。

让我们远离此地吧

摆脱抑郁的一个方法就是尽量得知我们的真实情

感。那可能确实令人害怕,但是,要尽量记录最近几周你的所思所感,把它们列成清单。以下是一些例子:

- 挫折

- 不安全感

- 沮丧

- 恼怒

- 乏力

- 羞愧

- 罪过

- 恐惧

我们将在下一章谈及更多的情感体验。

建立自尊

1. 你是一个正常且有价值的人。你所有消极的"自我谈话"(我是没有希望的,等等)是受到你的父母、老师和其他人的影响。你失去的是你良好的感觉,那是不得不去应对的巨大损失。但是,如果你为了走出抑郁的阴影而继续迈出小的步伐,你会重新找到这种不错的感觉。

2. 如果你是现实的,承认需要得到帮助,这并不意味着你是一个"弱者",反倒说明你是一个诚实的人,你在和一些可怕的情感发生联系。

3. 接受倒霉的事,把它当作正常生活的一部分。

√这样很不错

假如今天你能做到的一切只是思考你情感的一个方面,那也挺不错的。当你准备进一步思考所有这一切时,你的内在精神——作为一个人"你是谁"的核心,当你看到小狗时,用爱和微笑作出的点滴反应——将会使你注意到这些事物。

所有痛苦的一切终将过去。

3

沉沦焦虑之中 vs 运用减压策略

高度紧张和焦虑,这两者与抑郁通常相随相伴,焦虑不会使抑郁有丁点减轻。我的一个精神医生用非常嘲笑的口气对我说:"你是焦虑,不是抑郁"。之后好几年,我以某种不可思议的方式认为,我的抑郁不是"真的",我只是一个神经质和窝囊废罢了。

它们形影相随

　　焦虑和抑郁对某些人群来说,似乎像巧克力蛋糕和香水冰激凌一样形影相随,但是,很难说清楚究竟是什么原因引起我们惶恐。为了对焦虑有更好的了解,我们只需从某桩小事开始,这就足够了。

● 当她那样说时,我为什么如此心烦?

● 我为什么那样做? 对于那种事情,我往常不会做出这样的反应。

　　最终我弄明白了,我在所有清醒的时间里,都在感受自己好像走在悬崖的边缘,只要走错一步,就会浑身碎骨。

　　我用了许多年的时间才摆脱那种使人脆弱的情感,终于弄清了我为什么如此焦虑。

触及我们的内心

　　抑郁能使我们审视内心,触及灵魂的深处。尽管有人认为那是一件糟糕的事情，事实上，这对我们走出抑郁这一心路历程是极为关键的一步。

许多人，特别是那些上了年纪的人，从小受到的教育是要表现勇敢，把他们艰难的情感深埋心底，否认这些情感的存在。他们只愿意听到我们说："我很好。"（参见第二章）

听听人们怎么说……

> 压抑是致命的。
>
> ——内拉·拉斯特的日记《内拉·拉斯特之战》

为了摆脱抑郁，我们至少有必要了解自己的真实情感。

是的，这可能是极为可怕的。而且，在某种程度上，它将使事情暂时看起来更加糟糕。但是，这和看牙医没有什么两样，你要治好牙痛，不得不暂时忍受牙医的折腾。从长远来说，我们不得不经历的这种切肤之痛，最终将使我们的生活变得更加美好。

常见的误解

假如我在所忧虑的事情上耗费足够多的时间，这种忧虑将会自行消失。

　　耗费大量的时间去担忧一些事情，实际上会加剧我们的焦虑感。尝试一下，给自己 10 分钟时间去忧虑某件事情。然后坚定地告诉自己，你现在打算不让自己的心情受到这桩事情的干扰，准备做些更加积极的事情。

我最深的情感是什么？

　　假如你跟我一样，甚至连说出你的一些情感都很艰难，我想这是因为我们身上发生了如此多的糟糕之事。所以，为了生活下去，我们将自己的情感封存，变得些许麻木。以下是我列举出来的情形，也许你正在经历诸如此类的情感波动。我希望它们有助于你辨认你内心深处正在发生什么。

- 冷淡

- 被动

- 悲观

- 敌意

- 嫉妒

- 暴躁

- 忧心

- 忸怩

- 感激

- 自主

- 烦闷

- 内疚

- 困惑

- 反感

- 缺乏安全感

- 孤独

- 惭愧

- 害羞

- 烦躁

- 歉意

- 傲慢

- 无动于衷

- 灰心丧气

- 好奇

- 松垮

- 惊讶

- 抱有希望

- 忧伤

- 心碎

- 孤苦伶仃

- 怀旧

- 脆弱

- 害怕

了解我们最深的情感

诸多情感可能是痛苦地纠缠在一起,剪不断,理还乱。我终于弄明白了,在我5岁那年,我祖父的去世令我悲痛欲绝,使我产生了一种强烈的被抛弃之感。这种被抛弃之感又发展成为一种被抛弃的巨大痛苦,破坏我充满爱的情感。

我花了很多年的时间才明白这一点。因此,这里我们将不谈论那些你必须在这个星期就一定能弄明白的事情,毕竟每一段历程都始于第一步。

我们不能改变的事情

我们又将重谈这一显著的倾向,即我们试图改变那些我们不能改变的事情。这是令人尴尬的犯傻,是对我们自身能量的巨大耗费,会使我们身边的人失去耐心。诸如:

● 我 93 岁了,那太糟糕了。

● 我的同伴去世了。

● 我的孩子移民了。

● 我得了多发性硬化。

抱怨和担心那些无法改变的事情是我们必须要戒除的一个习惯。但是,我们能够改变自己正在思考的事情,例如,对于那些非常糟糕的事情,我们可以尝试着不再去思考。

临终床测试

我认为当我们抑郁时,事事担心是再平常不过的事情了,如担忧从花园带进厨房的泥巴脚印,担忧失踪了 3 天的猫咪。在一个心理学家教我怎样应用"临终床测试"之前,我是一个真正受到外界影响的十足的忧虑者。

我学会了区分忧虑,知道孰重孰轻。泥巴脚印是容易解决的小事,而猫咪丢失却是件大事。

然而,上述两者都不是我们在临终床上所要担忧的事情。所以,为什么现在竟然要去担心他们呢?当我学会了应用临终床测试之后,发现过去被我标记为致命的那些忧虑,现在看来全然不是那么回事。因此,那些陈旧而令人绝望的忧虑也就稍微减轻了一些。

可能发生的最糟糕事例

我最喜爱的朋友利妮向我讲述了她与对未来的恐惧和焦虑作斗争的方法。她问自己可能发生的最糟糕的事情是什么。

听听人们怎么说……

我告诉我自己:"好啦,假如他去世,当然,我会悲痛欲绝。"但是,接下来,我不得不调整心态,做一些自己应该做的事情,迫使自己像他人一样正常地生活。这可能是发生在我身上最痛苦的事情,这也可能是我一生将会遇到的最坏的事情。而现在我知道自己已经挺过来了，所以我将有能力应对其它的事情。真的！

——利妮

忧虑就像一把摇椅。它让你有事可做，但不会使你走远！

——萨利

关于抑郁，我们需要了解的事情

感觉到我们越能控制自己的忧虑，就越能够增加自信。

我的减压策略

有时候，通过运用一些相当简单的技巧来消除压力，这样，可以使我们对任何事情都无力应付的那种巨大的紧张和焦虑感得到改善。

- 倘若我躺下来,稍微绷紧身体的每一块肌肉,然后再慢慢放松,这样,我会感觉到心里没有那么紧张了。

- 倘若我打开音乐,要么跟着节拍跳舞,要么坐下或者躺下来放松自己,这样,我就消除了那种有一群大象在我体内狂奔的躁动之感。

- 倘若我出去做些剧烈运动,这样,我会感觉到自己的内心世界更安全,我的紧张程度也会随之降低。

- 倘若我看看电视,或者欣赏自己所喜爱的电影,它们可以把我带进另外一个世界。这样,我的心脏就没有像以往那样砰砰乱跳了。(是的,这是逃跑主义,但是有时候恰恰需要这样做,才能使我们的内在精神得到升华,这并不是压抑。)

- 倘若我做些喜欢做的事情,例如去公园遛狗,看着它追赶麻雀时的兴奋劲儿,这样会使我由衷微笑,这种活动也激活了我的快乐荷尔蒙。

- 倘若我憧憬某些美丽的事物,培养我的灵性,这样就可以使我宁静的内心空间与广袤宇宙的静谧和欢快得到片刻交融。

听听人们怎么说……

信念能够给予我们比自己内心更为广阔的精神天地,给我们提供一种美好景象。但是,没有必要对它进行循规蹈矩的膜拜,在一天中它给我们更多的时间来反思自己信仰的事物,这一点才是最重要的。

——一位心理学家

让我们远离此地吧

1. 你能写出那个可以恰当描述自己最深情感的词语吗?假如感觉它是一头雾水般的混乱,那么你就把这种混乱描述出来!不要犹豫,乱画乱涂就好。

2. 你能找到放松身体的方法吗?用薰衣草精油轻柔地按摩你的身体,这是行之有效的方法。

3. 心理学家说,假如我们的世界一团乱麻,那会加剧我们的焦虑。假如我们在生活中对事情做一些合理安排,那会减少我们的压力。压力减轻的一部分原因在于我们节省了时间,另一部分原因则在于这些安排会使人感到宽慰。例如,倘若我们通常在吃完早餐之后,泡上一杯茶,就去处理文件(电子邮件、账单等)的话,这样,文件就不会给人堆积如山的感觉了。

建立自尊

1. 也许你要花上很长一段时间才能弄明白导致自己焦虑的原因,但是,假如你能着手列出一张白纸黑字的清单(不是头脑中的),那将是一个了不起的开端。你之所以焦虑,是因为家庭? 是因为爱或者缺乏爱? 是因为愤怒? 或者是因为不能原谅某人?

2. 然后,尝试对上述这些焦虑进行临终床测试。

3. 学会只去担忧那些值得担忧的事情,这是生活的一条基本规则。你能辨别出你所真正担忧的那些傻事吗? 你能列出一串你不需要再担忧的事情吗? 因为:

a) 你无法改变这些事情(也包括人在内)。

　　b）他们太琐碎，不值得你花那么多时间去思考？

　　4. 也许你能这样说："哇，我没有花上一小时去担忧那件事，而是用这个时间写了一首诗，清洁了浴缸。看看这个积极而有用的行动！干得好，我自己。"

√这样很不错

　　我们也许从出生之日起就学会了成为一个忧虑者，所以，可能需要些许时日，也需要耗费相当精力才能摆脱焦虑。今天只要迈出了一步，这就足够了。但是，要返回这一章，再次好好地阅读，因为放任自己继续焦虑，可能会毁掉你的一生！

4

言听计从 vs 拿出主见

　　有时候我们很不相信自己,以至于我们会:

- 做那些别人想要我们做的事情,说那些别人想要我们说的话语。

- 照搬别人的信念和生活方式,以此希望自己能被别人接纳,不用担心被别人拒绝。

- 根据别人的期望来过我们自己的生活。

- 对"今天下午我们做什么"这样简单的问题,作出如此回答:"无所谓,你想要我做什么,我就做什么。"

当然,我们生活的大多数方面免不了会受到抑郁的影响。做别人想要我们做的事情,有时候这可能是个不错的主意。但是,如果我们一而再、再而三地拒绝尝试拿出自己的主见(尽管这是困难的),从某些方面来说,我们没有成为真实的自己。

听听人们怎么说……

我知道自己让母亲感到失望了。我一辈子都在努力取悦她,但我这个女儿并没有使她满意。

——凯蒂,23 岁的学生

成为我们自己

我们必须刻意留心身边的人对我们抱有哪些不切实际的期望。当我们还是孩子时,包括那些"老小孩"(心智不成熟的成年人——译者注),尤其应该处处留心。我们可能花上一生的时间,尽力去做父母希望我们做的事情。而那些能够体现"真我"的东西就会被毁灭,这些"真我"的东西包括我们的内在精神、我们的灵魂以及我们是谁这一核心要点。我们的人生将无路可走,因为我们变得:

● 焦虑,挫败,精疲力竭。

● 极为生气——这种怒火即使没有表露出来,我们全然意识不到——但它确确实实藏在心中。

为了找到"我们自己",势必要经历一个漫长而艰难的探索过程。有助于我们探索的简单方法就是扪心自问:

我确实想要成为什么样的人?

大问题

这个问题在本书中出现了多次,因为我们想要摆脱抑郁,这是我们不得不问自己的问题。我把这个问题当作是学会了解"我们是谁"这一核心问题。为了回答这

个问题,你可能会发现这有助于我们提前考虑如下三个方面:

● 五年之后,我想生活在哪里?

● 我想成为一个只看到消极方面而且脾气糟糕的可怜之人吗?

● 我的人生目标是什么?

在深陷抑郁之时,这些问题可能看起来毫无意义。我们可能完全不知道自己要去哪里,即使知道,也会缺乏到达那里的气力。

然而,当我们开始恢复时,思考这段心路历程会将我们带向人生的哪个方向将变得极为关键。

我能掌控什么?

当然,我们掌控不了人生的某些方面。假如抑郁是由长期的疾病引发的,或是因为我们年老而无法过上独立的生活,那么,我们所能做的只能是接受这些艰难的现实而已。

但是,我们确实能够掌控自己的大部分日常决策。

听听人们怎么说……

为了使你的生活更加美好,你今天做了什么?

——电影《美国 X 档案》中的一个角色

第一次在影片中听到这句话,我的第一反应是:使自己的生活变得更加美好的想法是自私的,相反,应该尽力使他人的生活变得更加美好。但我意识到这是一个"氧气罩"问题。

在我和家人一起第一次横跨大陆的飞行中,我听着安全飞行说明,看着在紧急情况下自己先怎样戴好氧气罩,然后再帮助孩子们戴好。我认为这样做恰恰弄反了,我必须先帮孩子们戴好。

但是,不对。假如我自己都不行了,我怎么能够帮助孩子们呢?这是唯一少有的时候,"我优先"是最合理的(通常"我优先"会破坏人际关系)。

　　我们能够掌控：

● 今天我们所做的事。

● 我们为了生活更加美好而做出的决策。

● 我们对自己的抑郁有所了解。

常见的误解

我们可能会说：“当我被人拒绝或者受到不公平对待时，我必须把这个问题理解成一个灾难，那些人一定要遭到诅咒。”

　　这可能是我们的想法，所以，尝试教会自己保持更加平衡的心态，这样能够降低我们的焦虑感。

试着成为“超人”

　　设法了解我们为什么表现出某些特殊的行为，这是使我们的生活变得更加美好的一个方法。例如，假如父母对我们期望过高，我们就有可能产生巨大的驱动力而成为一个“超人”。

当然,对每个人来说,这和导致抑郁没有一定的因果关系。但是有些人会因为太过于努力而抑郁,自然而然,精神就崩溃了。

也有可能是如下原因:

- 生活中什么是重要的,这一点我们无法正确认识。

- 我们觉得有必要迫使自己这样做,也许是为了证明自己的能力,或者是以此弥补很久之前失去了的东西。

- 我们觉得自己需要努力工作去赢得别人的爱。

- 我们通过做更多的事情来得到别人的认可。

劳累过度?

忙忙碌碌,劳累辛苦并没有错。对于我们必须做的事情或者想做的事情,如果没有日复一日、年复一年的不停苦干,我们就不能优异地完成学业,或者不能成功完成创造性的尝试,也不可能把孩子抚养好。

劳累辛苦不一定会引起抑郁。但是疲劳,这个日常生活中常有的现象,有可能会使我们的心情呈螺旋式下降。

我不可或缺

我们中没有一个人是不可或缺的,事实的确如此。就连母乳哺育期的母亲,有时候也可以由一个对婴孩和善的人,用一瓶无害的牛奶取而代之。

我们需要接受这样的事实,假如我们休息一会儿,或者请几天假,抑或请一个保姆,天不会塌陷下来的。是的,这可能需要计划好。但是,假如这样做,就意味着你在这个黑暗沮丧的深渊里停留的时间会变得非常短暂,这难道还不值得吗?

设立切合实际的目标

有些人认为,当自己情绪积极时,感觉可以容纳下整个世界,我也是其中之一。我情绪"高涨"时会完全不切实际地高估自己做事的能力,还曾经计划要做好几床被子,写出一打以上的书,从事各种教学工作。我在日记里写了这么多,但当我完成不了这些任务时,便会对自己所付出的努力感到非常失望痛心。

这是令人疲惫、使人气馁的事情。但是,这要比过去那种情况好得多,因为我至少知道自己已经行动起来了,正在学会控制自己不切实际的热情。

关于抑郁,我们需要了解的事情

假如你时而有这种情绪高涨的极端表现,觉得有点失去控制,你一定要告诉你的医生,这是很重要的(你高涨的情绪有可能意味着,例如,你花费了太多的金钱,或者你对自己期望太高)。

了解我们自己

我们又将回到这样一个事实:了解我们自己,对于我们走出抑郁这段征程是至关重要的。我认为它就好比拥有一张"我们是谁"的内心"地图"。我设法牢记,自己承担的事情太多,必须带着内心之光去"审视"我对自己究竟有多少了解,好让自己更加理智起来(开始确实很难做到)。

我心中有一张永远不会去做的所有事情的清单,这些事情任何时候我都不会去做。这是我的"地图"的一个组成部分。

因此,在日常事务中,我不会在房子和花园里走来走去地说:"我要做这个","那个需要处理"。我只是把东西收拾好(比如收拾好近30年来我一直在说的要改成被子的旧睡袋)。我跟自己说:"那是我列在清单上的永远也不会做的事情。"

通过这种方式处理日常事务,心里有一千桩事情需要去做的那种烦人之感也得以消除了。

列清单

列清单能够给我们带来一种生活的秩序感。我们可以把它看作一张挺过今天的"地图"。但是,我也明白,以前我列的清单过于冗长,而且完全不够现实!

我的一个抑郁症慈善联盟的朋友保罗说,在清单的最前面我们需要写上:"吸气,呼气"。然后把它勾起来,感觉我们在和这一天相处。当完成下一个小任务时,我们再划上一个勾,如此这般。这样的方式使我们有了一丝成就感,也令我们觉得非常高兴。

即使只是瞬间的幸福一瞥,也是一缕照在我们"地图"之上的内在之光,引导我们走出抑郁的黑暗深渊。

让我们远离此地吧

1. 认真考虑怎样才能更多地认识你自己,这样才有可能使你对自己的生活拥有更多的主见。

● 写诗或者画画能够帮助我们产生"内在之光"。

● 寻找一些你能够加入的相关组织。

● 在心里着手列出那张永远不会去做的事情的清单。

2. "为了使生活更加美好,你今天做了什么?"把这个问题写在一张纸上,贴在你每天能够看到的地方。

建立自尊

1. 你不必成为一个"超人",一个好人,一个受人喜爱的人。你只需成为一个足够好的父亲/母亲,一个足够好的员工,一个足够好的艺术家,等等。你是个有价值的人,你本来如此(你也可以把这句话写在一张纸上,贴在你每天能够看到的地方)。

2. 对别人说"不"没有什么不可以的,包括对你的孩子、伴侣、父母亲、老板和贫困邻居。

√这样很不错

深陷抑郁,使人感到生活一片混乱,甚至写一张要做的事情的清单也感到极为艰难。但是,如果你能将你的一点点情感体验付诸于文字,这就表明它能够缓减你的情感压力。即使写下诸如"今天我感觉很糟糕"这样简单的文字,对你来说,也将是一个了不起的开端。

5

漫无目的 vs 设定界限

抑郁使我们觉得自己的生活就像一只无头苍蝇,漫无目的地乱飞,不知道要去哪里,也不知道怎样才能使生活更加有序。

假如我们能够设计某种"地图",它能够帮助我们降低焦虑水平。制订以下这些规矩也许很有帮助:

● 每天晚上清洗碗碟,第二天开始,我们就不会感到生活已经把自己击垮了。

● 把钥匙总是放在一个固定的地方,我们就不会遗失,也不必紧张而发疯似的到处寻找。

● 时而请上一天假，或者至少给自己一点时间来休息、默想，做一些创造性的事情，以此来为我们的内在精神提供滋养，减轻对任何责任的心里负担。

我的偏好是什么？

　　制订和执行这些规矩，以此可以缓解我们对生活的不可预知感以及其压力感。它有助于我们聚集精神能量，去应对那种至关重要的探索，即更好地了解我们的真实自我。

　　尽管我们都是独一无二的个体，性格各具特色（这难道不是人类的伟大之处吗），但还是会存在一些共同的"类型"。探索这些共同的类型，可以帮助我们认识自我，了解自己的偏好。例如：

● 有些人发现，和别人在一起时会感到非常痛苦。

● 另外一些人则相反，只要能够出去，就会尽量和朋友一起共度时光。

● 有些人迷迷糊糊,心不在焉,要么不善于理性行事,要么把事情弄得很糟糕。

● 另外一些人则目的明确,将计划好的诸多事情完成得非常利索。

● 有些人还未到工作间隙喝咖啡的时间,脑子里就已经有了一大堆好主意,但是需要别人指点才知道哪些主意是切实可行的。

● 另外一些人,则发现自己哪怕是进行一丁点创新性思考都是极为困难的,宁可任由别人发号施令,只有这样,他们才知道该去做什么事情。

上述所列偏好,没有一个是错误的。有些人仅仅是天生如此,表现各异而已。我们仅仅属于"那种类型的人",生活方式各有偏好。

我成为了什么样的人?

我们经历的生活事件,使我们个性的某些表征与"我们是谁"这个问题变得更为密切相关。

● 我们中有些人像门口地垫，任由其他人踩踏。

● 有些人是完美主义者，永远不会满足，他们的目标总是达不到，所以，他们会感到挫败和失落。

● 有些人专注于自我，看不到自己对身边的人所产生的影响。

　　我们可以变得稍微自私一点，尤其是在抑郁的时候。为了摆脱抑郁的泥潭，我们需要关注自身的需求。但是，过度的自私会给我们身边的人带来不少麻烦。

　　同样，我看到一些人已经康复，不再抑郁了，但他们还是专注于自我。鉴于此，他们难以和家人相处，自私自利，令人讨厌，而他们的自我意识还没有发展到能够明白这些问题的程度。

难以相处的人

　　你可能发现，一些人比另一些人更难以相处。但有时候，生活偏偏捉弄人，阴差阳错地把我们和那些难以相处的人安排在一起学习、工作或者生活。

　　表现出真实的一面确实很难,因为当我们向人展示真实的自我之时,很明显,它会使我们的心灵容易受到伤害(这是生活的另一方面,让我们非常害怕)。当我们发现某人难以相处时,允许他们看到我们真实的自我,这一点,对我们来说,可谓难上加难。因为我们根据经验知道,想要他们保守我们的个人信息,这几乎是不可能的。

建立更加健康的关系

　　认识自己到底是谁,这对我们来说是至关重要的。因为这是我们真实的自我。为了找到一条摆脱抑郁的道路,这种认识将成为我们的"地图"的必要部分。

　　陷于一种"有害"的关系之中,不管是和我们的伴侣,上司,朋友,抑或家庭成员,都可能会引起抑郁。假如某人难以相处,为了找到和保护我们真实的自我,我们必须和他们划出一条更加清晰的界限(记住,我们通常无法改变别人)。

　　我们需要划分界限的标志包括：

● 我们的羞耻感。

● 发现很难说"不"。

● 和那些最终对我们有害的人搅和在一起。

● 对批评过于敏感。

● 太过于在乎他人的感受，感觉责任过重。

● 对于我们需要的东西，难以向别人开口。

● 感觉自己的幸福取决于别人。

● 不给自己时间去做喜爱的创造性活动。

● 设法去弄懂我们的真实感受。

　　假如你认为以上这些中的某几项是你生活的组成部分，很可能你需要划清或者加固你的界限，其他人才不会：

● 扼杀你想成为"真实之我"的尝试；

● 侵犯你的空间（身体的、情感的或精神的）；

● 打击你的希望或梦想；

● 闯入你的思想，强占你的内心宁静。

常见的误解

找到爱的唯一办法是成为"地垫",放弃自己内心的宁静。

　　这可能是一件极为艰难的事情。然而,忠实于自我,学会多一点果断,增一分自信,这才是重要之举。

另一个"氧气罩"时刻

　　假如一个或者更多的人正在侵入我们的私人空间,这就意味着我们必须花一些不必要的时间去迎合和取悦他们,或者满足他们的需求,而这样做,势必以牺牲我们自己的时间和需求为代价。

　　这是另一个"我优先"的罕见事例,它被认为是极为重要的(大多数情况下,"我优先"会毁掉我们的生活)。例如,我完全可以肯定,我的母亲把我看作是她自己的延伸。但是,她可能跟我一样,到40岁的时候才完全意识到这一点。一旦我意识到了她对我的管束,我就设立了更加有效的防线。

　　再如，我意识到自己没有必要按照她的意愿着装；也没有必要像她那样只喝添加了柠檬的茶，不喝没有添加牛奶的茶。

　　我能够成为"我"，这就能够让我找到真正的自己，也能够帮助我成为一个更好的母亲和伴侣，因为我和母亲的关系更加健康了。

　　这也有助于我意识到，我能够采取措施，远离无止无休的抑郁，消除它对我生活的长期影响。而当我开始意识到自己能够改变这样一些长期影响的时候，我成为一个正常人的感觉已经得到了巨大的提升。

在生活中设立界限和建立秩序

　　假如我们能够拿出一些主见，使我们的生活更加美好，就像我对我母亲所做出的那些决定一样，这便能帮助我们过上更加有序的生活，由此使得我们的生活更加宁静，更加满足。我们也将需要一张"地图"，以此帮助我们找到一条通向更高生活品质的正确之路。

听听人们怎么说……

服从于别人，而不是坚定自己的现实……为了使别人接受我们而放弃自己的内心世界……我们为了迎合别人，满足别人，或者给别人留下好的印象而无视自己的感受。由于背叛了真实的自我，我们遭受正直感和完整感的折磨，我们的精神因此而枯萎。

——约翰·阿莫迪奥

关于抑郁，我们需要了解的事情

心理学家说，假如我们和自己崇拜的人呆在一起，他们的自尊心极强而且思想乐观，其积极的态度会深深地感染我们。

找准"地图"

我们找到了一张帮助自己了解真实自我的"地图",还需要拿出主见来决定我们的目的地,毕竟我们已经沿着这条道路迈出了自己的步伐。

约翰·班扬的小说《天路历程》中的朝圣者,尽力寻找美好人生的"正确"之路,避免任何"邪恶"之事。一天之中,我们做出无数次的决定,那些决定影响我们所要选择的道路,诸如怎样对待扰乱我们平静日子的投递员,怎样对待商店的收银员。

因此,倘若我们想要找到生活的满足感,则需要回到这样一个重要的问题上来,即我们想成为什么样的人。

我们想成为什么样的人?

关于生活,有些事情我们无法选择(比如,谁是我们的母亲)。但是,我们可以做出如下选择:

● 　我们的行为举止。

● 　待人的态度。

● 　生活的目标。

尽管做出这样的选择是困难的,但是我们可以选择思考问题的方式(第九章将作深入讨论)。

假如我们想着"某一天我要报仇雪恨",或者类似消极的想法,我们仍然有可能处在抑郁之中,某一特定而有用的"地图"对我们产生不了任何作用。

但是,如果我们为了使自己的生活变得美好而开始付出努力,并为身边的人尽力而为,这样就会使我们的内心感到极为平和,从而使自己找到那种梦寐以求的、难以名状的快乐之感。

关于抑郁的事实

对于我们思考和感受问题的方式、方法,自我了解越多,就越能够帮助我们回归正常心态。

让我们远离此地吧

假如你需要寻求更多的帮助来处理你的私人界限，你可能会想要和一个你信任的人谈论这个问题，或者到图书馆找一本能够帮助你的书。我发现查尔斯·惠特菲尔德的《界限和关系》非常有帮助，不妨试试。

建立自尊

1. 尽量多花时间与生活态度积极的人呆在一起。我们崇拜的那些乐观人士和自尊心极高的人士，他们可以帮助我们提升自尊感。

2. 与"失败者"、控制欲强的人、自我中心者整天呆在一起，会把我们重新拖回那个沮丧的抑郁泥潭。

3. 你可能会认为，"抑郁症自我帮助组织"有点令人扫兴，但是我觉得，我参加的所有组织里都是和蔼大方的人，他们从不无病呻吟，怨天尤人。这些地方是我们坦诚对待自己情感的地方,而且也是乐观向上的地方。和其他奋力抗争的人呆在一起,他们是我们治愈伤痛的宝贵资源。

√ 这样很不错

假如这一章里需要设立健康界限的所有方面都适用于你的话,那就加入这个俱乐部吧!

显而易见,即使是真正理智的人也需要使人际关系变得更加健康。所以,艰难前行吧,一次迈出一步!

6
消极悲观 vs 积极乐观

你知道自己的内心在对你说什么吗？假如你不明白我的意思，那可能是因为你没有意识到，或者没有倾听到你的"消极自我谈话"。

听听人们怎么说……

我知道我应该能够把自己的生活安排得更好，我应该能够把工作做得很出色，不让事情变得如此一塌糊涂。

许多人都在帮助我，但是，我想我是个不太中用的人，我真的虚弱无力，对于我这样的男人来说，要承认这一点很困难。

——塔里奇

对自己说的那些消极谈话，我们可能完全意识不到。认识不到针对自己的这些消极想法，会使我们继续陷入抑郁之中。

● 我还不足够优秀。

● 我总是运气很差。

● 不管我做什么都出问题。

我认识到，我说出诸如此类消极的话，基本上就是以这样的观点来看待自己和周围的世界，用一种消极的方式来理解这个世界。

● 我草率作出消极的结论。假如有人和我见面迟到，我就认为他们不会来了。心想，他们为什么要和我这样一个无用的人见面呢？

● 我排斥其它理解。例如,如果有人没有回复我的信息,我不会认为他们可能没有收到信息,而是猜想他们是在拒绝我。

● 我做出完全过头的结论。假如出现了问题,例如和孩子有关的小小差错,我马上会说:"我是个无用的母亲。"

● 假如出现了问题,即使和我没有任何瓜葛,我也会全部承担责任。

● 假如犯了个错误,我就觉得我的整个世界都完蛋了。

● 假如有人指责和我有关的任何事情,我马上把这当作是对"我成了什么人"的严厉批评。我觉得这是在责怪我本人,简直不想活下去了。

　你可以看出,我完全处于混乱之中:

● 我随时都会有一种负罪感。

● 我在把生活变成一系列的灾难。

● 我为那些与我无关的过错承担责任。

● 我一遍又一遍地想着这些"糟糕"的事情。

哇！写出这些是一个多么大的挑战！我总是跟自己说，我是一个多么愚蠢的白痴。所以，很明显我还未改变消极的思想。但是我知道，为了摆脱过去的我，我已经采取了许多措施，这一摆脱"过去自我"的过程包括：

● 交谈和写出数千字的心得。

● 接受治疗。

● 允许自己被爱和被人接受。

非理性的观念

在我艰难地学会挑战自身消极思想的过程中，我发现自己拥有大量极其非理性的观念（这是"常见的误解"这部分内容的来源）。

● 假如有人没有对我微笑，这就证明他和其他所有人一样都是憎恨我的。

● 除非我得到周围的人百分百的认可，否则，我就该死。

● 我一定要十分能干，每件事情都要做得非常出色。

难怪我抑郁了!

常见的误解

我无法控制或者改变我的情感,因为它们受制于人。

这是抑郁之人拥有的非常普遍的观念,但事实并非如此。我们通常对自己的情感控制超出了正常的想象。

改变我们的思维方式

我们能够改变自己的思维方式。但是,当我们非常抑郁的时候,这种改变必须缓慢而轻柔。例如,你能够中断阅读,写出你最近几分钟里产生的一个消极想法吗?

● 哎,改变自己的思维方式,对苏来说,可能是件容易的事情。但是我太绝望了,肯定改变不了。

● 我认为我做不了这些,听起来太难了。

我们必须挑战这些消极想法,否则他们就会左右我们的生活。心理学家说,正是这种消极想法把我们困在无精打采的抑郁之中。

● 假如你认为,一切对你来说连听起来都很难,那么你
还能对抗那些更加理性的事情吗? "嗯,其他人设法
改变了他们的消极思维,所以,只要有充足的时间,
我也能够做到。我将每天记录一个消极想法,然后
努力改变它。"

● 假如你对自己说:"我不知道从哪里开始,我太不知
所措了。"你能对此提出挑战吗? 积极的思维方式应
该是:"我将马上开始。我真的想摆脱抑郁了。"

我怎样才能识别消极思维?

我们很容易听到"应该做"和"应当做"之类的话。
比如"我应该了解得更深刻一点","这件事我应当采用
另一种方式"。这样的消极思维可以受到如下挑战:

● 每个人都会吃一堑,长一智。但是,没有经受挫折而
能够增长见识的人是不存在的。我也不例外。

● 人非圣人,孰能无过。即便在临终床上,我也不会担

忧自己的过失,何况现在呢,我根本没有必要去考虑这些。

"应该"和"应当"的另一个方面,通常和我们为自己制定的规则有关。设想一下,你能否辨认自己制订的这些规则?

● "我应该能够成为一个更好的母亲。"这对我来说,是一个重要的规则。识别出自己的消极思维之后,我学会了这样说:我是一个"足够好的"母亲。

● "我应该能够使我的母亲幸福。"这是我的一个消极想法,许多次,我听到抑郁的人都在试图为其他人的幸福承担责任。

当然,能够为我们所爱的人带来幸福是很好的事情,但是要注意,没有必要为自己制定一条无法做到的规则。

倾听我们的心声

只有当我和他人讨论时,我才能够意识到自己的消极想法。你可以和你信任的人分享这一章,请他们和你一起讨论其中的观点。另一个"倾听"我们心声的方法,则是通过写作来使自己更加具有自我意识。

- 记录每天的所思所感,特别是,如果能够设法记录下我们的快乐感受,其效果更佳。例如,由于惧怕走出房子或者不敢给某个人打电话,我就会拖延此事,因为我知道自己确实讨厌这样做。拒绝做某件事情的感觉是可怕的,所以我把它记录下来。然后,在我走出了房子或者给这个人打了电话之后,我又记录下自己的真实感受。这样,我几乎每次都会毫无例外地体会到一种满足感,甚至愉快感。

- 我们可以根据一天中所列事情的清单,按照完成任务后带给我们的快乐水平,来决定给每一事项标记出数量不等的星星。如做饭这一项,我们可能只给一颗星星。其理由有:"我讨厌做饭,花的时间这么久,我是一个很没希望的厨师。"但是总结之后,我们的感受又如何呢?一共得到了多少颗快乐之星呢?同样,我们必然再次体会到比以往更加积极正面的情绪。

以下是本章的中心思想：

● 在一天里，也许我们拥有更多的愉悦，这超乎我们的想象。

● 是我们的消极想法导致自己抑郁。

● 我们可能做得比自己所预期的还要更多（记住，列在清单首位的是吸气呼气。你做到了这一点，所以，接着去做下面的事请）。

● 我们恐惧和回避的事情，其实通常并没有自己所想象的那样可怕。

常见的误解

应对那些令我们痛苦的事情，其方法是整天想着它，下个星期，下个月……乃至整个一年都不断地想着它。

担忧一件事情，花上 10 分钟就足够了！假如我们花大量的时间和精力担忧过去或者未来，这样做，我们现在无疑会缺乏足够的精神力量。

你是一个胡思乱想者吗?

假如你跟我一样,也是世界冠军级的胡思乱想者,那么,你也同样会让这些消极的想法始终萦绕于你的大脑之中。

女性胡思乱想者的数量明显多于男性。几乎可以肯定地说,胡思乱想会严重影响你摆脱抑郁这一过程。

但是,如果你能够设法管控自己的想法,你就可以发现,你对某件事情是否关注过度。

关于抑郁,我们需要了解的事情

消极思维将我们困在抑郁、焦虑和自卑之中。

不要急于求成

正如我们需要确定今天要做的一系列事情是否切合实际一样,不要试图在一个月后就想改变自己的思维方

式,这一点也非常重要。假如对我们所做的每件事情都
认真细致,以至于近乎痴迷地全部记录下来,其结果,必
然是以疲惫不堪、精神崩溃而告终。

积极思维

认识到了我们理解世界的消极想法之后,即使只认
识到了其中一个消极想法,我们也有必要学会将它转换
成另一种思维方式,这样它将有助于我们走上治愈之路。
例如:

- 我坐在桌子旁边,写工作日记,记录所做事情花去的
  时间。这样有助于我集中注意力。在一天结束的时
  候,我不会说:"今天几乎什么事情都没有做。我真
  的无可救药了。"相反,我会说:"很好,今天只花了3
  小时,我去游了泳,还购了物。"

- 我弄明白了,我是一个世界级的"灾难化"专家! 我
  能将任何细微的事故转变成结束自己生命的理由。
  但是,我学会了应用临终床测试:假如我在临终床上

都不会担忧这个问题,何必现在要去担忧它呢?

让我们远离此地吧

1. 计数是我开始了解自己消极思维的早期方法之一,把数目写在一张纸上,一个心理学家建议我这样做的。其结果令人大吃一惊,我几乎始终都处于消极思维之中!

2. 你只需针对消极思维的某一个方面,想办法使它变得更加积极起来。要做到这一点,其方式是:可以通过和别人讨论问题,或者注意自己"应该做的事情"。

3. 参看本书后有用资源部分所列改变消极思维的著作。

建立自尊

假如我们做错了事情,这并不能证明我们是坏人。这只能表明我们都是会犯错的凡人,有时候个人行为有失规范，或者误判情况。

√这样很不错

假如你发现自己的大部分思维都是消极的，记住这是"抑郁之话"。假如你对此提出挑战，情况就会变得更好，你的思维也会改变，你的内在本质也会随之而改变。

7
责怪他人 vs 自我担当

要想走出抑郁的阴影，必须领会以下几个要点：

● 生活是不公平的，而且

● 厄运也会降临到好人身上。

在这个世界上，生活的许多方面我们无法改变。然而，我们却对此无比忧虑，甚至恨得咬牙切齿。

是你的过错!

"是你的过错。你先这样做的!"我做小学教师的时候,经常听到这样的话。7岁的小孩子,在事情弄得很糟糕的时候,有可能不得不通过责怪别人来开脱自己。但是,当人到中年的时候,仍然将"是她的错"挂在嘴边,而且使自己困在这样的报复性习惯之中,这就非常令人堪忧了。

听听人们怎么说……

我的医生有点无能,她坚持要我去找社区神经科的一位护士,请她帮助我。但是,这位护士也是一个窝囊废,我得不到我所需要的帮助。他们总是要求我去寻求一些彻底的治疗,但是我知道,那样会使一切变本加厉,或许有可能使原本糟糕的事情会变得更加糟糕。因为我无法工作,只能成天呆在家里,没有人会给我工作的。我一开始就处于这样的境地，这是我家人的错。我今年46岁了，知道自己将找不到爱情，也不会有孩子。这太不公平了。

——杰西卡

是的，是"他们的错"

当我们小时候受到伤害和遇到不公平对待，或者处于无力回天的境地时，那是"他们的错"。

- （上面提到的）杰西卡开始谈论此事时，她告诉我，她在小小年纪就受到了虐待，然后被家人抛弃。

- 假如医生、同事或者流氓般的建筑工人恶劣地对待我们，是的，我们感到痛不欲生，那是"他们的错"。

- "恶邻坏舍"可能吵闹聒噪，挑衅好斗，我们的生活变得使人无法忍受。

- 假如我们遭到抢劫，不但金钱被夺走，而且宁静的内心也惨遭破坏。

所有这些都是别人的"过错"，可能会使我们掉进沮丧的抑郁深渊。

常见的误解

他们毁掉了我的一生,我的生活永远也不会有起色。

　　感觉好像确实如此,但是,这是我们告诉自己的最危险的消极事情之一。

他使我生气

　　说"是他们的错",其麻烦在于,我们在生活中可能会失去力量感,最终完全陷在那个恶臭的抑郁泥潭之中。要想从抑郁的泥潭中走出来,唯一办法就是抛弃那些责备的思维。好了,就算是"他们的错"吧。但是,假如你老是把那个埋怨的话语郁结于心,你将会在责备别人的唠叨声中度过一生。假如我们打算找到一条道路,能够迈开第一步,走进美好生活,我们就有必要为自己的情感担当责任。

　　从抱怨"她使我生气"这一思维角度,转变到另一思维角度,即"当她那样做的时候我生气了,我知道生气是可以的,但是现在我打算克服那些愤怒的情绪。"这一思维转变过程,我花了相当长的时间。

"抑郁使我无精打采"这样的说法没有什么不妥之处,这一点我非常清楚。但是,不再说"她使我生气"之类的抱怨的话,确实很难做到。然而,我必须为自己的所思所感担当责任。我知道我的情感是自己的,我可以(艰难地)调控它们。

微妙的变化

为自己的情感承担责任,而不是一味地去责怪别人。这只是略微转换了一下重心,但这种转换所付出的努力则是极为巨大的。我们由此可以向远离抑郁的方向迈出一步。

当然,这一过程也许相当漫长。在我努力做出那种转变的过程中,我尤其喜欢责备我的丈夫——大卫,怪他使我变得混乱糊涂,令我恼羞成怒,我仍然挣扎在责怪他人的泥潭之中。因此,我不得不迫使自己消除这种消极的责怪思维,不再纠缠于陈年往事。现在,我努力用以下这些积极思维来代替消极思维:

● 一幅漂亮孙子们的精神画面。

● 一个微笑,对菜地里生长的莴苣和山莓的憧憬。

● 耶稣门徒保罗的明智思想,他建议我们思考那些真实的、可爱的和纯洁的事物。头脑中充满美好的东西,这样,就会没有余地去思想那些陈年旧事了。

● 责备并不讨人喜欢。它是粘附在我们身上的丑陋之物,玷污和破坏我们的生活。

成为受害者

抑郁会使我们感到:

● 无能为力。

● 完全依赖别人。

● 生活失去控制。

这些都是可怕的情感,它们会把我们推入抑郁的深

渊。如果我们在此之上再添加一层冷漠，有时会使自己
郁闷得寻死觅活，这无异于雪上加霜。所有的责备之事，
有可能会让我们持续反责几十年。

我们都有如此经历。

假如想摆脱抑郁，我们必须想办法不成为受害者。

重拾力量

关于怎样走出被虐待的阴影，我在书中引用了苏
珊·杰弗斯的话："不要犯错误。因为生活中发生的事情
而怨天尤人，我们就会把所有的力量都给断送掉。"

一位妇女在写给我的信中说，因为我把这段话写进
了我的书里，她很生气，她说她的所有问题都是她家人的
错！她没有给我留下地址，我也就无法给她回信，无法解
释她误解了我的意思。当然，从痛苦的事情中缓解过来
需要时间。是的，人们可能会如此恶毒地对待彼此，这是
"他们的错"。但是，假如我们始终跳不出这一窠臼，并
把它当作是对我们生活的一个重要影响，那么将会产生

如下消极结果：

● 　会真正地不开心；

● 　处于抑郁之中；

● 　很有可能成为一个与别人不能愉快相处的人。

　　抑郁使我们感觉到绝望和无助，的确如此，但是我们必须重拾生活的力量！

　　假如我们不对自己的情感负责，进行无休止的报复，我们就会处于这样的危险之中：让那些伤害我们的人长期对我们的生活产生极大的消极影响。

　　不要让这样的事情发生！要迷途知返！

让我们远离此地吧

　　为了重拾个人力量，我们可以做一些切合自身实际的事情。

　　1. 弄清楚是谁使你感到悲伤而受到你的责备。他对你做了哪些令你感到痛苦的事情，"他们的错"是什么。

2. 假如你过得很艰难，你的生活受到了严重的影响，每件事情都是那么令人痛苦和使人难受，那么，打算要摆脱抑郁的境遇，你就不得不想去改变这种糟糕的生活质量。

3. 设法停止对别人无休止的指责，拒绝接受由此而引起的不愉快情绪。

4. 现在就给自己承诺，你要摆脱"受害者模式"，决心过上更好的生活，不再沉沦过去，不再反责他人。

5. 这是以辨别任何"消极思维"为起点（参见第六章）。

6. 然后通过积极思维来学会释怀。尽量让你的头脑充满美好的意象，诸如醉鱼草灌木丛的孔雀蛱蝶，或者戴尔斯·约克郡的皑皑白雪。

7. 放松，做些轻柔的伸展运动。你尽管不会马上就停止去责备他人，但是，今天你至少可以作出这样的承诺。

建立自尊

对上面列举的事情,假如你说"我做不了",那是你的自卑感在破坏你的生活,也是你的自卑感使你陷于抑郁之中。

当一个或更多的人恶劣地对待你时,通常会产生自卑,这是"他们的错"。但是,如果你能够明白,现在年纪大了,拥有了更多的生活自主权,你就能够着手为自己创造一种全新的生活。

没有一个婴儿天生会认为"我是一个多么无用的人",相反,是那些冷酷无情、能力欠缺的成年人教给我们这样的错误观念。通过学习更为积极的思维方式,我们可以抛弃这些消极的观念。

关于抑郁,我们需要了解的事情

自卑感几乎始终是一个潜在的抑郁诱因。

√ 这样很不错

假如本章内容使你感到生气、有负罪感并感觉迷茫和困惑，这表明你已经有了进步。你和你的情感有了接触，你能将这些情感写出来或者画出来吗？

不要让那些伤害你的人继续破坏你的生活！

8
心存愤恨 vs 坦然处之

对于我们大多数人来说，根本不去考虑那些"糟糕的"事情是真正难以做到的。

● 孩提时代，我们在家庭或者学校所遭受的际遇。

● 上司对待我们的方式。

● 家人和朋友的严厉话语。

听听人们怎么说……

　　姐姐和我都受到了父亲的虐待，但他总是否认这一点，还让家里其他人站在我们的对立面。我们姐妹两个都尽力宽恕他，但他还是一直刻毒地对待我们，甚至还不让母亲与我们见面。当姐姐身患癌症临死之时，我恳求他让母亲过来看看姐姐，因为她很想与母亲见上一面。父亲带着恶意给姐姐写了封信，尽管姐姐在临死之前试图原谅他，但是，她没有做到。

　　"上帝会拒绝接受我的"，姐姐对我说，"因为我不能原谅父亲"。许多人告诉我姐姐，假如没有原谅她的父亲，上帝也就不会宽恕她。

　　我心爱的姐姐死于身心的痛苦，我也非常痛惜她不能平静地离开人世。那些人不停地告诉姐姐，她必须原谅父亲，否则上帝就不会原谅她。现在，我发现自己很难原谅那些人了，我确实想方设法去原谅他们，但是，我一直只会哭泣。

——玛丽

有的人相信上帝会谴责我们，我认为持有这种观点的人真是太令人气愤了！对那些正在和生命抗争的人说出这样的话来，似乎太不明智了。相信上帝的大多数人认为，处于像玛丽的姐姐那样可怜境地的人，仁慈和充满爱的上帝是不会谴责她们的。

原谅会很艰难

如果人们因为某些糟糕的事件永远改变了他们生活，并由此受到精神创伤，他们是难以原谅的。尤其在没有道歉，没有公正可言的情况之下，原谅那些作恶的人变得更为不易。

在那样的情况下，原谅他人变得倍感艰难，而且要花上许多年的时间才能调整这个原谅的过程，找到平静感。

震怒之后，或者甚至是喝茶时的几句刻毒的话，我们感到非常生气，心灵受到莫大伤害，任何原谅的想法似乎都变得不可能。但是，经过一段时间，我们能够学会稳定自己的情绪，让生活一切如旧。我们能够稍微去掉一点当初的怒气，就可以找到一些安全而且具有创造性的表达方式，例如帮助他人，写作，画画，思考，剧烈运动，等等。

听听人们怎么说……

无法改变过去，那就改变未来吧。

——凯

"释怀"

在我们的生活中，不管是个人还是像当地医院这样比较大的组织，它们都有可能会以糟糕透顶的方式对待我们。对于如此"重大"的事情，得不到道歉是一个巨大的思想包袱。但是——这是世界上最大的"但是"——假如我们觉得不能够或者没有必要原谅的话，那么坦然"释怀"就显得非常重要了，否则：

● 这种愤恨将会继续困住我们，让我们陷在抑郁之中无法摆脱。

● 那些伤害我们的人将会继续扰乱我们的生活。

● 我们有可能仍然对此耿耿于怀,说道:"要是……"

● 我们将不能够采取措施,找到内心的宁静和快乐。

　　不愿意或者不能够摆脱那些消极的想法,它们就会严重地阻碍我们的康复。

愤恨纠缠我们

　　说到底,以下两者之间的差异巨大:

● 我对他恨之入骨,打算弄死他,和

● 我想"释怀",但是不管怎样努力,都做不到。

　　假如你属于第一个范畴,打算复仇,那么,是的,你有可能还要在抑郁中呆上一段时间(但可能随着时间的推移,那些愤怒的情感将会稍微归于平静,特别是你有如此想法的话)。

　　假如你属于第二个范畴,那么,说明你已经迈出了步伐,开始慢慢回归正常生活之旅。

放松

假如你属于第二个范畴,那么,你就放松吧。我们没有设定时间去释怀那些心中的愤恨。有些人只要10分钟就可以怒气全消,原谅别人。然而,有些人则需要10年才能做到,但这是没关系的。

我们要将"自己想成为什么样的人"这样一个大问题牢记在心,这才是重要的。如果我们想成为充满爱心的人,和善的人,大方的人,等等,我们必须倾听内在自我的心声,认真思考今天的态度将会怎样影响我们未来长远的生活。

"我不能释怀"这一消极思维将使我们处于这样的危险之中:听任这种可理解的怒气转变成愤恨和怨气(假如你认识任何一个有怨气的人,你可能会同意我的观点:这样做会使人难以相处)。

听听人们怎么说……

不是我的错,所以我学会抛弃负罪感。

——萨利

释怀的策略

假如你在做出极大努力去"释怀"心中的怨气,消除痛苦的情感,那么你不妨尝试去做如下这些事情:

● 哪怕只想着要"释怀",这也是一个真正的良好开端。

● 许多人认为抑郁是集聚在心里的怨气,即我们还没有释放出来的愤怒。所以,假如你也是如此的话,去看看医生,向他寻求帮助也许会比较好。

● 如果你没有兴趣去看医生,我建议你找出大堆旧的碟子和杯子,把它们全部砸成碎片(注意安全,戴上安全护目镜),一边砸一边大声喊叫复仇的话。我如此做过两次,效果极好。砸完之后我觉得心里极为平静,这种效果令我惊讶,这确实是一种深刻的精神经历。

● 拿来几张大的白纸,自己调上一些颜料——我通常喜欢大量的黑色和红色的颜料——把那些愤怒的情绪涂鸦出来。这样做特别能够舒缓情绪,使我们的精神生活有了改观(我宁愿画完后把所有的涂鸦付之一炬,然后围着大火跳上一段自由舞)。

"释怀"有助于我们的内在精神转向善良和仁爱,使我们能够与自己及他人和睦相处。

● 做到"释怀"是一件很不容易的事情。那些说容易做到的人,是在轻视每个人生活中这一至关重要的原谅他人的心理过程。

● 原谅不可能是一次性的事情,无论任何时候,想到那个伤害我们的人,在某种意义上,我们都不得不做出宽恕。

● 原谅别人需要付出极大的努力,这是相当常见的。

● 我认为我们不要学会以过分自责的方式去原谅

他人。

● 我通过求助于上帝的仁爱，从愤怒中找到了自由，现在正朝着这个方向前进。当然，这是相当艰难的过程，我们有失败，有跌倒。但是，只要我们继续前行，一次迈出一步，我们将会回归正常生活。

听听人们怎么说……

我已经做出选择，带着过去的事情前行，不再浪费时间。

——安吉

重拾力量！

假如我们听任那些伤害过我们的人干扰我们的生活，这无异于纵容他们继续消极地影响我们。不要那样做！转变思路！

让我们远离此地吧

1. 弄清自己在什么时候会纠结于陈年旧事,尤其需要弄清楚自己在哪个时间会生气或者厌恶别人。我们对所厌恶的人咬牙切齿一番,对给自己所带来的伤害权衡轻重之后,他们就有可能变形为巨大的怪物,破坏我们的生活。这是因为,我们在心理上把事情放大得过于严重了。

2. 弄清楚你的抑郁因谁而起。假如我们说诸如此类的话:"这完全是他/她/他们的错",我们就需要采取激进的行动了(参见第七章)。听任自己尖酸刻薄,这肯定会使你处于沮丧的抑郁深渊之中。

建立自尊

纠缠于愤恨,会让我们处于自卑境地,因为它会使我们老是专注于那些"糟糕"的事情。

我们可以通过重新关注那些积极的事情来改变这种情况，也许可以想想大脑中所有空余的地方，我们可以用来做些新的、美好的事情。

√这样很不错

我必须承认，确实仍然想着那些过去了的事情，纠缠于愤恨之中。但是，每一段旅行都始于迈出的第一步，我的第一步就是认定：假如我"释怀"的话，我将会无比快乐。

9

笃信无力自拔 vs 做创新学习者

与抑郁相关的很多事都是丑陋的。但是,从长远来看,有些事则可以为我们的创造性学习提供机会,例如,我们可以利用那种在黑暗之中漫无目的的游荡和摸索,从而使自己变得善解人意,成为:

● 一个更加有爱心和有同情心的人。

● 一个能够倾听痛苦心声的人。

● 一盏让黑暗中的人能够看到希望的明灯。

随着我们对引起抑郁的原因的深入探索,作为人之为人的问题,我们也对此也有了一些领悟。假如我们打算找到一条走出沮丧深渊的有效路径,从此不再掉进这一深渊(满怀希望),我们所需要的正是这种领悟。

听听人们怎么说……

我认为我从来没有快乐过,更没有经历过像你所说的那种痛快感。

——亚兹

在我的工作坊结束时,亚兹那样对我说。她跟我谈到过一些引起抑郁的麻烦事情,有很多原因导致她的生活混乱。我也可以看出来,她为什么要想方设法去体验大多数人所追求的那种快乐和满足。

常见的误解

我的生活很痛苦,比其他任何人的生活都要糟糕,我的身心被以往的遭遇所拖累。

这是真正的抑郁之话。这些痛苦的情感将会慢慢地随着我们走出抑郁的泥潭而得到缓解。

选择快乐？

当我们身陷抑郁的泥潭之时，选择快乐的念头毫无意义。这一想法在过去常常会激怒我自己，变得满腹牢骚："做出了选择又会怎么样？为什么别人生活得如此快乐，而我却深陷地狱？"

我花了多年的时间才弄明白，自己可以过得更快乐，同样，体验到这种快乐的感受，也需要经历一个相当漫长的过程。当然，我并非一直都是那么感觉良好。但是，现在(嗯，大多数时候)我确实对生活感到满意！我设法做些事情，让自己的生活变得更加美好，例如，尽量不去想那些消极而令人愤怒的事情。

听听人们怎么说……

做一件喜爱的事情，例如养一只宠物，有助于缓减心理压力。

——一位心理学家

谈话疗法

在我的生活中,感觉到被抑郁被所困扰时,接受治疗是我所做的最重要的事情之一。它使我的生活少了一分可怕,我有如下发现:

● 使我抑郁不断的原因;

● 我既是一个沉迷往事者,也是一个消极思维者;

● 活着的真谛,而这曾经使我感到恐惧;

● 我确实想继续活下去,所以我再也不会说我想死了;

● 我是一个正常的人。

然而,必须承认,我每次去做治疗时,我的整个内心世界都要崩溃了。治疗刚开始的时候,不会令人感到太难受。但是如果我们勇气十足,冒险谈论自己的感受时,就会变得极为痛苦(没有必要不跟治疗师说真话,但是说出来又无异于告诉别人,那是我一生中做过的最愚蠢的事情)。

不过,好的消息是,这样冒险治疗的长期结果远远胜过治疗中所遭受的短期痛苦。就像生小孩一样,阵痛是剧烈的,但是,哇!把这个小家伙抱在手里的那种高兴之情是无与伦比的。

治疗就是如此。就像是婴孩,难以想象的宝贵。所以,不要因为承受不了而把它当作一个责备外界的理由,你要主动寻求朋友和家人的帮助,告诉他们,你需要他们来倾听你的心声。

学会满足

努力使我们的生活变得更加美好,这与那些似乎从来不满足的人截然不同,因为这些人具有如下令人反感的特点:

- 他们不去庆幸美好的生活,反而争先恐后地去追求更多的东西,例如,对自己的孩子所取得的成就永不满足,总是得陇望蜀。

- 他们把一切看得一无是处,恼怒生活的不完美,认识

　　不到好人也有倒霉的时候。

● 　尽管拥有了大量物质财富或者金钱,但他们还是欲
　　壑难填。

　　我认为,通过学会满足,我们可以找到爱、快乐和心之宁
静。由此,我们才能摆脱抑郁的羁绊,做有益于社会的人。

常见的误解

发生在我身上的糟糕事情不计其数,它们令我无法对自己的生活产生满足感。

　　想要消除糟糕事情所带来的影响,尤其是那些令人痛苦而难忘的糟糕事情,我们必须付出巨大的努力。但是,我们可以充分利用身边人的爱和帮助,一步步地来"弥补"自己不完美的精神生活。

学会反思和创造性学习

　　在接下来的几个月里,你可以思量,在抑郁的这段时间里学到了什么东西。与此同时,还可以记录下你的一

些关键想法,这些想法诸如:

● 假如我没有经历这段情绪低落的时间,我就不会拥有那些美好的时刻:在那些时刻,我能够欣赏到周围大自然的绚丽多彩;在那些时刻,我走出了沮丧的抑郁深渊,快乐地活在人世,对万物的创造者——上帝感激不尽。

● 好人也有霉运。世界就是这样,所以我必须接受这样的命运,不必怒吼"这不公平"和"为什么是我?"

● 过分责备自己只会使原本糟糕的情况变得更加糟糕。

● 在治疗抑郁的这一过程中,我的自我意识得到了很大提高。

为生活设立一些规则

抑郁促使我更多地反思自己的生活,也使我想到了设立一些生活规则,我把设立规则视为让生活变得更为有序的一个条件。心理学家说,生活有序对我们的康复大有裨益。

　　你也许想选择一些适合自己的生活规则,那么,不妨尝试以下这些方法:

● 把生活想象为一次冒险。

● 简朴地生活。

● 与其他人和睦相处。

● 找到令你的生活更加美好的方法。

● 找到培养你的内在精神的方法。

● 找到使你大笑的方法。

● 游览世上的美景与奇观。

听听人们怎么说……

活在当下,爱在此刻。

——凯

找到自我

　　在威利·拉塞尔编剧的电影《函授生》中,年轻的主人公瑞塔想要"找到自我"。她想了解自己的内心世界——了解生活和生活的意义所在。于是,她通过学习英国文学学位课程来实现这一目标。然而,反思日常生活,例如,倾听我们自己的情感以及认真倾听别人的情感,这样,我们都可以成为有创造性的学习者。

我喜欢电影中的这个片段,瑞塔看着她的母亲大哭,而酒吧里的所有人都在围着他们微笑、歌唱。

"应该还有一首比这更好的歌",她的母亲说。

是的,假如重新回到十几岁开始抑郁的那个时候,我清楚地记得,自己在寻思生活是怎么回事。难道这就是生活?每天我在家里所感到的这种痛苦无法忍受。我去上学,然后找一个工作去挣钱,再遭受丈夫的责备,最后等着死去?那似乎是我母亲生活的真实写照。

关于抑郁,我们需要了解的事情

与那些消极悲观、欲壑难填的人交往过密,这对我们的精神健康没有好处。

感觉无力自拔

抑郁使我们觉得自己被困于噩梦之中，无力自拔。我们所相信的任何神灵，他们似乎都有可能成为逼迫我们受此痛苦的暴君。即使如此，我还是认同人们所说的这一点：不管生活中每个人身上发生多么糟糕的事情，这些事情都有可能成为创造性学习的机会（我以更乐观的心态去想这些事情）。

当然，我已经从生活中那些难以对付的事情上学到了许多东西，也许生活本来就是如此。为了了解生活的真谛，每个人都必须面对各种困难。

我很高兴找到了一首"更好的歌"，正是我的抑郁经历帮我找到了它，其途径如下：

● 一次迈出一步，离开抑郁的泥潭。

● 让我的痛苦向自己表明：人生充满意义，美丽无处不在。

● 设法让自己得到爱，为他人所接受。

让我们远离此地吧

给自己时间去思考,这样能够使我们的思想得以自由行走,从而去寻求一首"更好的歌"。

建立自尊

最终,建立自尊就是寻求爱和找到爱,以此让我们能够认识到自己是正常的人,我们被人所爱,被人所接受。

但是,我们必须走出"抑郁之地",才能找到爱。

√这样很不错

假如你觉得还没有"找到你自己",那也不必担心,因为这是一个终身追寻的过程,今天你迈出自己能够迈出的步伐就足够了。我们每个人所能做的也就是如此而已:在未来的生活之中,只需接受我们将成为创造性学习者的事实即可。

10
选择绝望 vs 选择希望

绝望是致命的。它会成为一个标志，表明我们放弃自己，听任自己被拖入更深的抑郁泥潭。

当然，任何一个抑郁的人都将会产生某种程度的绝望，这是由于抑郁而引起的。但是，我们一定要设法消除这种灰色的情感。

● 请求身边的人说服你，帮助你走出这一阴影。

● 翻阅那些记录幸福时光的开心照片。

● 做点事情，但绝不放弃，更不让自己消沉。可以看一段喜爱的电影来分散你的注意力，直到你觉得这种痛苦的绝望消失为止（当我觉得生活很痛苦时，这是我应对它的最喜爱的策略）。

我在情绪最糟糕的时候，喜爱看的一部电影是《劝导》，主人公安妮·艾略特不断地盼望着温特华斯上尉能够与自己再次坠入爱河。我看着这一幕，也沉浸在其中的快乐之中。看起来好像所有的希望都将化为乌有，但在最后时刻，温特华斯上尉忽然明白安妮仍然爱着他，也意识到自己对她的爱依然如初。

安妮的希望变成巨大的惊喜！看到这里，我的脸上也绽开了笑容。希望真是神奇的东西！

听听人们怎么说……

朋友和亲戚只能提供抑郁的有效解毒药，而渗透在悲观之中的"希望"，不管看起来其可能性是多么的微小，但它确实是可逆的。

——詹姆斯·拉·法诺医生

选择希望

　　希望是生活的一个方面,在我们患上抑郁症之前,不会对此有太多的考虑。但是,我们逐渐地知道,它和最好的抗抑郁药物一样,具有良好的治疗效果。这也是要增添到"地图"之中的一个最为关键的要素——这幅包含有希望的"地图",能够使我们历经生活的折磨而生存下去,让我们行进在摆脱抑郁困扰的路途之上,去追求爱与幸福。

　　然而,希望在某些方面也是一种难以捉摸的想法,倘若你领悟不到希望对你来说意味着什么,那么,就试图想一想你可能会对极度绝望中的自己说些什么话,然后表达出相反的意思。例如:

　　——"无论什么对人生都没有用,我还是死了的好。"

　　你可以这样回答:

　　——"人活着意义重大! 最近几周,我的生活有了一些小的改变,我知道自己是一个正常人! 正在一次迈出一步,走出抑郁的泥潭。"

假如你仍然不明确希望是什么,那就去观看这样一些影片,其主角有问题需要去解决,也许对你的理解有些帮助。例如,《星球大战》中的卢克·司考华克希望自己能够保护他的人们,不遭受黑暗势力的暴行。考虑到敌人的技术和数量都具优势,他确实必须成为一个有希望的人!

深入了解抑郁

关于抑郁和它所带来的迷茫混乱,我不能一一详述。但是,当你采取了一些措施之后,你需要记录下来的一件重要事情是:在抑郁之初,你的感受如何。我把它们称之为"早期警示信号",我的"早期警示信号"有:

● 醒得很早,紧张焦虑,不想开始新的一天。

● 细微的事情也会令我流泪,变得消极,而且多疑(每个人都讨厌我)。

● 不愿意走出房子,讨厌打电话,不想见人。

你早期的警示信号可能不一样,因为抑郁因人而异。所以,了解你自己的抑郁是非常重要的。

今天我们的心情好多了

沮丧情绪烟消云散的这些日子,对我们来说是多么与众不同。我们可以深吸一口气,步行去公园,一路微笑,因为我们现在更加明智了。

你可以记录或者勾画出那些美妙的时刻,由此你要牢记以下两点:

● 抑郁行将结束(你可以将这个写在一张纸上,贴在显眼的地方);

● 现在选择希望也变得容易多了。

文字和图画将有助于你牢记那些美好而惬意的时刻,它们夹杂在事情变糟、认为自己将重回抑郁泥潭的日子之中。

啊,不,再也不能这样!

当察觉到那些早期警示信号的时候,我们可能已经在摆脱抑郁的路上走出了一段更远的距离,这超出了自己的预期。只是仅仅觉得好像仍然被困在很久之前的那个地方一样。但是,这次我们:

- 开始有了内心世界的"地图";
- 对生活的真谛有些许了解,知道人生将走向何方;
- 对怎样了解自己的内心情感有了一些主见;
- 有了前所未有的深刻的自我理解;
- 充满希望,因为我们知道,抑郁终将过去。选择希望,而不是听任自己重回绝望之中,那是走出抑郁这个恶臭泥潭的最后一步。

摆脱抑郁的困扰,对我们来说,这条路漫漫而长远。但令人欣慰的是,我们现在已经在这条路上迈出了好几步。

常见的误解

我永远被困于抑郁之中。

不,你不会。抑郁终将结束。

远离抑郁的策略

在这本书中,我们提供了许多摆脱抑郁羁绊的策略。

● 回顾每章结尾的"让我们远离此地吧"这一部分。

● 不断建立自尊,特别是给自己传递诸如"我是正常人"的积极信号。

● 对你的生活方式拿出自己的主见。例如,决定记日记,这样你就可以反思自己的历程,不会漫无目的地游荡,听任生活将你重新打回抑郁的泥潭。再如,加入自助组织,等等。

● 务必牢记这一点:责备自己,除了令你更加郁闷之外,不会有任何益处。呵护和滋养自己,让自己享受喜爱的闲暇,这是珍惜自我的一个重要部分(某一天我打算全程观看电视剧《老友记》)。

● 你可能想提醒自己需要远离抑郁,不想坐在家里闷闷不乐。我认为,看电视对你来说是最好不过的事情了!

我们必须改变

通过阅读此书,你可能已经明白自己需要做出改变,那是我们不受抑郁困扰的关键所在。你可能想列出一些最重要事情的清单,那些事情是你已经明白了的、为了改变自己而必需去做的。例如:

- 学会不把偶然发生的小事变成灾难性的大事;
- 致力于厘清界限问题,尤其是和那些难以相处的人保持距离;
- 设法用最糟糕的偶然事例来缓解压力;
- 运用临终床测试;
- 学会释怀那些过往的愤恨;
- 做一些生活安排,例如列清单,制订生活规则等。
- 教会自己知足常乐。
- 迫使自己做力所不及的事情只能适得其反,这一点必须明白;
- 知道我们能够改变自己,但是通常改变不了别人。

相信"我们是谁"

抑郁暴露了我们的自卑,努力建立自信对我们的康复有着重要的影响。

那些参加了自助项目的人,诸如"匿名酗酒者"的十二步,他们常说自己戒酒的大多数勇气和内在毅力来自于对"更高力量"的信赖。

我们也可以通过思考和赞美周围的美好事物来获得同样的自主意识。有些事物能让我们感觉到自然世界是多么美妙有趣,例如看到早春绽放的一朵雪莲花,我会感到无比惬意。

在日复一日的精神折磨背后,在一筹莫展面壁而泣的内心痛苦之外,活着的意义明摆在那里,我们应该看到这一点。

我希望本书已经向你表明:

● 有些东西会削弱我们内心的力量(所有那些消极的

思想）。

● 本书中提到的那些活动,憧憬和关注美好而有创造性的事物,能够赋予我们力量,改变我们的所思所感。

● 我们有能力追寻爱、快乐、满足和内心的宁静。假如我们主动出击,而不是在家里坐等它们的到来,我们就能够拥有所有这一切。那些守株待兔之人,坐等爱的降临,他们可能还需要经历漫长的等待。

即使你艰难地读完了这本书,也可能仍然感觉生活是一场艰苦的斗争。我之所以将此书写成"便于浏览"的小册子,是因为以这样的形式呈现出来,你可以反复翻阅第一遍还没有读懂的地方。

希望通过阅读这本小册子,你会明白自己不是一个孤独的前行者。其他人已经走在你的前面,迈出了远离抑郁泥潭的步伐,行进在寻找爱、快乐和宁静的道路之上。

我们的内在力量

对我来说,一个了不起的电影片段是《星球大战》第四集结尾,卢克仅仅只剩下几秒钟的时间来摧毁死星,拯救遭受邪恶帝国军统治的每一个人。这时,克诺比的声音回响在他的耳边,提醒他要相信自己的"内在力量"。

相信我们的内在精神,依靠我们的"更高力量",这将会有助于我们走过人生的旅途,使我们一路欢笑。

上帝之爱与你同行……牢记生活的伟大真理:抑郁终将结束!

写给家人的话

假如家里有人患有抑郁症,对于其余家庭成员来说,是一件困惑而又难以招架的事情,如下几点是关照他们最有用的指南。但是要记住,大多数情况下,不管你做什么事情,他们都会说,是你给"弄糟了"!

1. 倾听其心声,给予他们帮助和鼓励,消除他们的疑虑。允许他们倾吐内心的感受,这有助于化解其心理障碍。

2. 你可能会发现,听他们倾诉会感到痛苦,在情感方面难以接受,所以对他们所说的话不必太在意。

3. 即使你认为他们所说的话不切合实际,这个时候也尽量不要打断他们(例如"每个人都恨我"之类的话)。

4. 不要以插话的形式给他们提供建议,你是一个倾听者,这点很重要。如果你能够领会他们的感受,也许可以给他们一些反馈(例如:"我可以听出来,你很难受和感到迷茫"),这可能会给他们巨大的鼓励,因为他们不会觉得过于孤独,有人体会到了他们的痛苦。

5. 不要说诸如"控制情绪,冷静下来"之类的话。如果能够做到这一点,他们会这样做的,问题是他们做不到。

6. 注意自己的需求以及家人和朋友的需求。抑郁的人普遍自私,但是随着他们的康复,自私的情况可能会逐渐减少。

7. 警惕他们自杀的迹象。确保你和你爱的人知道24 小时急救帮助电话和电子邮箱。把以上信息放在你们两人都可以看到的地方。你也许只需问他们:"你觉得自己不值得活下去了?"最好让他们倾诉想要自杀的情感。不过，这对你们两人来说是撕心裂肺之痛。假如你觉得危机将要来临，或者觉得需要寻求帮助，那么，请带他们去看医生，或者去医院急诊科。你也许想核实一下，房间里有没有大量的药品，像扑热息痛、抗抑郁药或者镇静药。然而，如果你爱的人真的自杀了，这不是你的错，责任在抑郁者本人。

8. 如果你能陪伴他们去看医生，他们可能会很乐意（他们去看医生是关键之点）。但是，你不要越俎代庖，代替他们述说病情。你需要做的仅仅是使他们消除疑虑，确信药物治疗是有效的，他们会好起来。

9. 要尽力充满希望，相信抑郁终将结束。

图书在版编目(CIP)数据

如何克服抑郁困扰／(英)苏·阿特金森 著;孙旭春 译. --上海:华东师范大学出版社,2017.2
(速成手册系列)
ISBN 978-7-5675-5721-5

Ⅰ. ①如… Ⅱ. ①苏… ②孙… Ⅲ. ①抑郁症-防治-手册 Ⅳ. ①R749.4-62

中国版本图书馆 CIP 数据核字(2016)第 230561 号

如何克服抑郁困扰

著　　者　(英)苏·阿特金森
译　　者　孙旭春
责任编辑　徐海晴
封面设计　吴元瑛

出版发行　**华东师范大学出版社**
社　　址　上海市中山北路 3663 号　　邮编　200062
网　　址　www.ecnupress.com.cn
电　　话　021-60821666　　　　行政传真　021-62572105
客服电话　021-62865537
门市(邮购)电话　021-62869887
地　　址　上海市中山北路 3663 号华东师范大学校内先锋路口
网　　店　http://hdsdcbs.tmall.com

印　刷　者　上海盛隆印务有限公司
开　　本　787×1092　1/32
印　　张　4.75
字　　数　35 千字
版　　次　2017 年 2 月第 1 版
印　　次　2017 年 2 月第 1 次
书　　号　ISBN 978-7-5675-5721-5/G.9843
定　　价　18.00 元

出　版　人　王　焰

(如发现本版图书有印订质量问题,请寄回本社客服中心调换或电话 021-62865537 联系)

上海市版权局著作权合同登记　图字:09-2014-918号